AF299450

SUR UN NOUVEAU TRAITEMENT

DES

PARAPLÉGIES POTTIQUES

PAR

Le Docteur Jacques CALVÉ

(BERCK-PLAGE)

———❖———

PARIS

LIBRAIRIE J.-B. BAILLIÈRE ET FILS

19, RUE HAUTEFEUILLE

—

1918

SUR UN NOUVEAU TRAITEMENT

DE LA

PARAPLÉGIE POTTIQUE

PAR LA PONCTION
DE L'ABCÈS INTRA-RACHIDIEN [1]
CATÉTHÉRISME DU TROU DE CONJUGAISON

NOTES PRÉLIMINAIRES

Rappelons brièvement que la paraplégie, dans le mal de Pott, est l'apanage presque exclusif du mal de Pott dorsal, supérieur et moyen. C'est une paraplégie par compression médullaire, et l'agent causal est presque toujours, sauf à de rares exceptions près, un abcès froid intra-rachidien siégeant entre la face postérieure des corps vertébraux lésés et la face antérieure de la moelle. (Cf. les travaux de Lannelongue, de Ménard, etc.) (Voir figure 1).

La paraplégie cède souvent sous l'action du traitement orthopédique (repos dans le décubitus allongé, minerve plâtrée.ou extension continue).

La guérison, presque constante chez l'enfant, est moins fréquente chez l'adulte et, malgré un traitement orthopédique rigoureux et bien conduit, les phénomènes parétiques et spasmodiques s'aggravent, la sensibilité se modifie, disparaît et les troubles sphinctériens apparaissent; si l'on n'intervient pas, aux phénomènes de compression simple succèdent des phénomènes de destruction médullaire et le malade est voué à une mort fatale.

[1] Je remercie M. Marcel Galland, interne des hôpitaux de Paris, de l'aide précieuse qu'il m'a apportée dans la préparation et l'exécution de ce travail.

C'est pour de tels cas qu'un traitement chirurgical a été tenté : la lamnectomie et la costo-transversectomie.

La lamnectomie est une opération grave, de mortalité opératoire élevée.

Ses promoteurs pensaient que l'ablation aménerait une décompression suffisante pour libérer la moelle. Les résultats n'ont pas répondu à leur espoir. La moelle, amarrée aux trous de conjugaison par les nerfs rachidiens, reste plaquée, tendue sur l'abcès antérieur.

On a alors tenté, après ablation des lames, d'atteindre l'agent de compression antérieur.

Cette recherche, difficile, à cause de la présence de la moelle nécessite le plus souvent, l'ouverture des espaces arachnoïdiens avec écoulement de liquide céphalo-rachidien ; de plus, l'évacuation de l'abcès ne peut provoquer qu'un soulagement passager si on referme la plaie immédiatement ; l'abcès, en effet, se reforme quelques jours après et provoque à nouveau la compression.

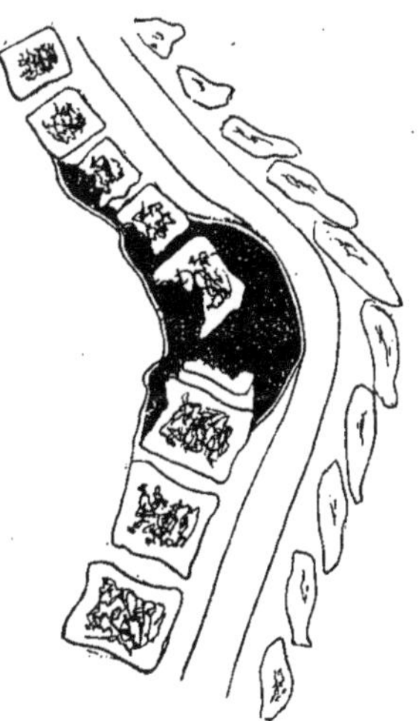

Fig. 1. — Un cas de compression de la moelle par un abcès.

Il faudrait donc établir une sorte de drainage, car on ne peut évidemment, pas songer à refaire une lamnectomie tous les huit jours.

Outre la difficulté de ce drainage, c'est transformer, à coup sûr, une tuberculose fermée en une tuberculose ouverte et substituer à un danger grave un autre danger non moins redoutable.

C'est pour les mêmes raisons que la costo-transversectomie a été abandonnéé même par M. Menard, son promoteur.

Cette opération, de pronostic opératoire bénin, permettait d'arriver directement sur le foyer. Les résultats immédiats étaient excellents dans les deux tiers des cas, mais elle avait, elle aussi, le grave inconvénient de créer une fistule.

Dans ces cas de paraplégie rebelle, et devant l'échec presque constant du traitement chirurgical, nous avons pensé qu'il faudrait appliquer à l'abcès intra-rachidien, agent causal de la compression médullaire, le traitement efficace de l'abcès froid en général : *la ponction*, qui, seule, permet d'évacuer le contenu de l'abcès sans provoquer ultérieurement la fistulisation et qui peut être renouvelée plusieurs fois sans inconvénient.

Mais par quelle voie, à l'aide d'un trocart, atteindre cet abcès situé profondément dans le canal rachidien, en avant de la moelle?

L'examen d'une vertèbre nous a montré qu'un instrument introduit par le trou de conjugaison arrivait directement sur la face postérieure du corps vertébral. Nos recherches sur le cadavre nous ont démontré qu'il était possible de cathétériser, aisément et à coup sûr, le trou de conjugaison en s'inspirant d'une technique simple et rigoureusement réglée : une sonde-trocart, de courbe appropriée, amène directement dans l'espace situé entre la face antérieure de la dure-mère et la face postérieure du corps vertébral : espace virtuel chez l'individu sain, siège de l'abcès compresseur chez le paraplégique.

PONCTION DE L'ABCÈS INTRA-RACHIDIEN
A TRAVERS LE TROU DE CONJUGAISON

EXPOSÉ ANATOMIQUE

Trous de conjugaison de la colonne vertébrale
à la région dorsale.

Description. — Chaque trou de conjugaison est formé par deux vertèbres (corps et arcs) et le disque intervertébral qui les unit. De forme ovalaire, à grand axe vertical, le trou de conjugaison est délimité : en haut, par le bord inférieur du pédicule de la vertèbre supérieure ; en bas, par le bord supérieur du pédicule de la vertèbre inférieure ; en avant, par la face postérieure des deux vertèbres et du disque intervertébral correspondant, le bord postérieur étant formé par les faces antérieures des apophyses articulaires.

Ses dimensions moyennes varient : en hauteur, de 14 à 18 millimètres ; en largeur, de 9 à 12 millimètres. Ils sont d'autant plus grands qu'on se rapproche des vertèbres lombaires.

Les parties osseuses qui le circonscrivent sont formées : en haut, en arrière et en bas, d'*un tissu compact, extrêmement résistant*. —

Il faut insister sur ce point, car dans la tuberculose vertébrale, ce tissu résiste à l'ulcération destructive, même si deux ou trois corps vertébraux sont entièrement détruits. Le trou de conjugaison persiste toujours, sauf dans sa partie antérieure ; il peut être diminué légèrement dans sa hauteur et sa largeur, mais il ne disparaît jamais complètement et reste toujours assez large pour que les racines rachidiennes auxquelles il livre passage n'y soient pas à l'étroit. (Cf. Farabeuf, Ménard, etc...) Surtout dans les maux de Pott relativement récents, les seuls qui nous occupent ici, ils sont toujours assez larges pour permettre le passage d'une sonde de 2 millimètres de diamètre.

Contenu. — Le trou de conjugaison livre passage à différents organes.

Racines rachidiennes. — C'est en général, au niveau du trou de conjugaison que les racines antérieures et postérieures se réunissent pour former un tronc commun, le nerf mixte. Dans la région dorsale, le ganglion spinal qui renfle la racine postérieure est situé dans le trou de conjugaison.

Prolongements méningés. — Les enveloppes méningées de la moelle forment des prolongements qui accompagnent les racines rachidiennes jusqu'au trou de conjugaison; là, elles perdent leur individualité et se confondent avec le névrilème, sauf la dure-mère qui leur forme une gaine fibreuse nettement distincte, qui se prolonge sur le nerf mixte, sur une certaine longueur de son trajet, après son émergence du trou de conjugaison. Des trousseaux fibreux, assez denses, réunissent cette gaine durale au pourtour du trou de conjugaison. (C'est sans doute ces adhérences qui empêchent l'issue du pus en dehors du canal rachidien (fig. 2).

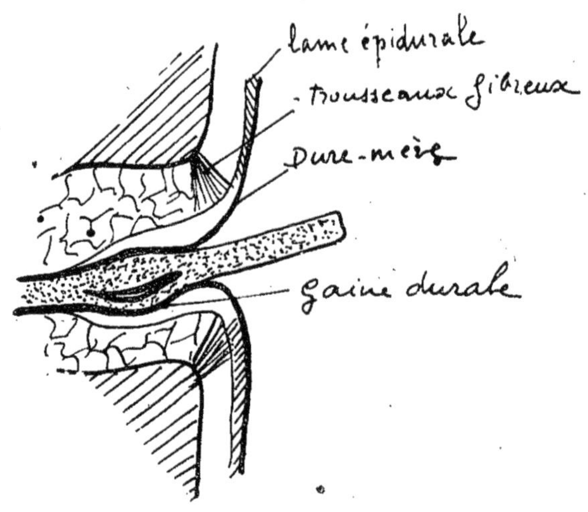

Fig. 2. — Coupe du canal de conjugaison (d'après Charpy).

Le nerf mixte, d'un diamètre de 7 à 9 millimètres, n'occupe qu'une portion restreinte du trou de conjugaison; le reste est comblé par des veines volumineuses et abondantes, un filet nerveux, un rameau artériel et une graisse abondante et diffluente.

Veines. — Les veines forment des anastomoses étendues entre l'important plexus intra-rachidien et le système des veines azygos;

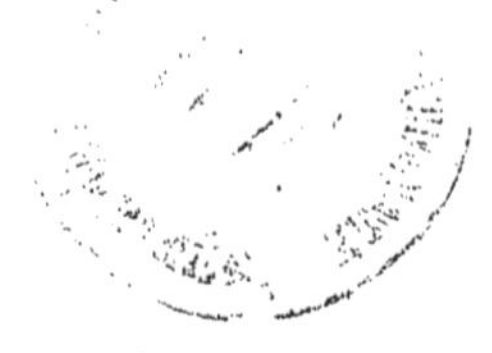

elles forment une sorte de gaine veineuse au nerf mixte et aux racines, plaquée sur l'enveloppe durale.

De ce réseau veineux, il faut retenir deux caractéristiques du point de vue qui nous occupe : *elles ne sont pas sinusiennes* et elles sont surtout réparties sur *la face antérieure du nerf*. La sonde-trocart, que nous employons, passe, comme nous le verrons, *au-dessus du nerf* et même si elle entraînait la déchirure d'une de ces veines, il n'en résulterait pas une hémorragie abondante, les parois du vaisseau n'ayant aucune tendance à rester béantes.

Nerfs. — Le petit nerf sinu-vertébral, anastomose jetée entre le splanchnique et les racines rachidiennes, passe dans le trou de conjugaison.

Rameau artériel. — Y passe également une petite branche de l'artère intercostale, rameau médullaire qui vient s'épanouir sur la face antérieure de la moelle.

VOIE D'ABORD

La seule voie d'abord possible est, on le conçoit, la face postérieure.

Sur le squelette, on peut facilement se rendre compte que le trou de conjugaison est situé au-dessous et un peu en avant du bord inférieur de l'apophyse transverse de la vertèbre supérieure, et immédiatement en avant et un peu en-dedans du bord externe de la lame vertébrale ou, plus exactement, du bord externe de l'articulation vertébro-vertébrale.

L'*angle*, ouvert en bas et en dehors, que forment, par leur réunion à angle droit, l'apophyse transverse et la lame vertébrale, *constitue notre point de repère*. C'est dans cet angle que le bec de notre sonde-trocart devra venir se loger dans le premier temps de l'intervention. Cet angle correspond très exactement *au pourtour postéro-supérieur du trou de conjugaison*. Les forts trousseaux ligamenteux, qui se trouvent dans cette région, facilitent en quelque sorte l'accès de ces parties supérieures du trou de conjugaison.

Comme on peut s'en convaincre sur la figure 3, le ligament cervico-transversaire intercostal qui s'étend du bord inférieur et de la face postérieure de l'apophyse transverse, au bord supérieur du col costal sous-jacent, d'une part; et le ligament lamello-costal qui, né à la partie inférieure de la lame vertébrale, se porte en dehors pour s'insérer sur la face postérieure du col de la côte, d'autre part, délimitent dans l'espace intercostal, un orifice supéro-interne dont le pourtour supérieur correspond à notre *angle osseux repère.*

C'est par cet orifice que notre sonde-trocart s'introduira facilement pour gagner le trou de conjugaison. Le ligament cervico-transversaire intercostal lui servira de point d'appui dans le troisième temps de l'intervention, au moment où elle s'engagera dans le trou de conjugaison et l'empêchera de déraper.

Sur le vivant, une épaisse couche de plans musculo-aponévroti-

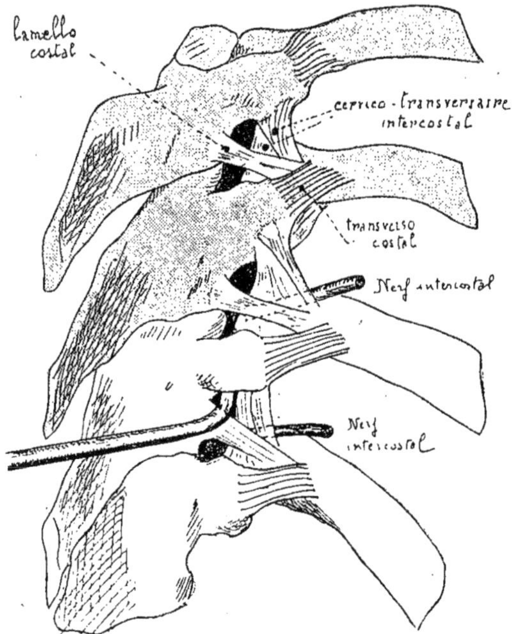

Fig. 3. — Voie d'abord du canal de conjugaison au-dessous de l'apophyse transverse, au-dessus du nerf intercostal.

ques recouvre et masque ce point de repère osseux. Il faudra donc le découvrir, en tâtonnant en quelque sorte, à l'aide d'une sonde cannelée, à travers cette couche musculo-aponévrotique.

Retenons qu'il se trouve à environ un travers de doigt, en dehors de la crête épineuse; d'une façon plus précise, le pourtour postéro-supérieur du trou de conjugaison se trouve à un travers de doigt en dehors de l'apophyse épineuse de la vertèbre sus-jacente à celle dont le pédicule délimite en haut le trou de conjugaison en question. Ce détail aura son importance lorsqu'on désirera atteindre un point déterminé de la face antérieure de la moelle

MANUEL OPÉRATOIRE

Instrumentation.

L'instrumentation spéciale que nous avons fait établir se compose de trois instruments :

Il s'agit d'une sonde cannelée ordinaire, coudée à angle obtus près de son extrémité, dans un plan perpendiculaire à ses ailettes. Cette sonde est coudée, la cannelure étant sur la face externe de la conférence. Ce premier instrument est destiné à dilacérer les couches musculaires, et gratter le plan osseux jusqu'à découverte (par le contact) de l'angle lamello-transversaire. C'est pourquoi il a fallu recourir à la grande résistance de la sonde cannelée.

Le 2ᵉ instrument est un mandrin plein, de même calibre extérieur que la sonde-trocart, mousse du bout avec ailettes perpendiculaires au plan de la courbure.

Le 3ᵉ instrument est la sonde-trocart en acier, de même longueur, mêmes courbures, mêmes ailettes. Sur cette sonde-trocart à gros embout (munie d'un mandrin flexible) nous pouvons ajuster notre seringue aspiratrice en verre.

Ces trois instruments ont même longueur et même courbure.

La longueur : 0,10 cm.

La courbure a un rayon de 0,02 cm. 1/4.

Forme un angle de 115°.

Le grand côté de cet angle ayant depuis le sommet de la courbure une longueur de 0 m.10, le petit côté n'ayant que 0,02 cm.

Diamètre : 0 m. 002 mill.

Technique opératoire.

Le malade est couché à plat sur le ventre.

Un examen neurologique antérieur a déterminé exactement les segments médullaires qui sont le siège de la compression.

Il est facile d'en déduire le trou de conjugaison correspondant et, par suite, celui dans lequel doit s'engager la sonde-trocart.

Pour l'atteindre, les seuls points de repère, perceptibles à la palpation, que nous ayons, étant les apophyses épineuses, rappelons qu'une apophyse épineuse correspond, sur un plan horizontal, au trou de conjugaison de la vertèbre située au-dessous de celle à qui appartient cette apophyse épineuse. Si, par exemple, le cathétérisme doit s'exercer à travers le 8e trou de conjugaison, c'est l'apophyse épineuse de la 7e vertèbre dorsale qui nous servira de repère.

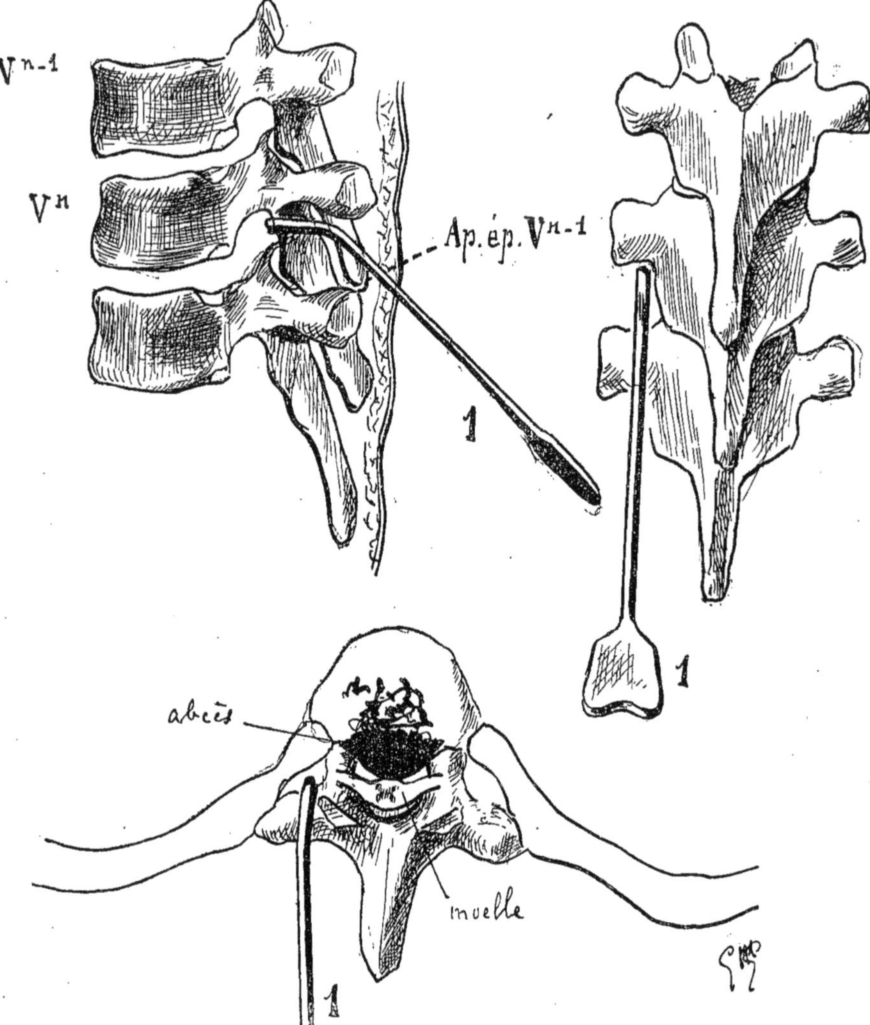

Fig. 4. — Premier, temps; chercher avec le bec de la sonde l'angle lamello-transversaire.

L'asepsie de la peau ayant été faite à l'aide d'une couche de teinture d'iode, et des champs opératoires ayant été posés, une anesthésie locale à la novocaïne-adrénaline sera faite plan par plan jusqu'au niveau de la lame vertébrale.

1er temps. — L'apophyse épineuse, point de repère, étant déterminée, exactement à un travers de doigt en dehors de cette apophyse et du côté gauche (1) du sujet, une ponction de la peau et des plans profonds sera pratiquée à l'aide du bistouri. Cet instrument sera dirigé verticalement et légèrement en dedans jusqu'à ce que la pointe arrive au contact de la *face postérieure de la lame vertébrale*.

Par cette brèche cutanée, on introduira la sonde cannelée coudée, la longue portion de l'instrument étant dirigée presque parallèlement au plan du thorax et de la crête des apophyses épineuses (en réalité légèrement oblique) (Voir fig. 4, les positions 1).

Ainsi placé et solidement tenu, on poussera l'instrument jusqu'à ce que son extrémité mousse touche le plan osseux de la lame vertébrale. Par un léger mouvement de translation en dehors et en râclant la lame vertébrale, on arrivera à délimiter exactement *le bord externe de cette lame*.

Une fois ce bord atteint et sans pousser à fond, on maintiendra, appliquée contre et en dehors de lui, l'extrémité mousse de la sonde cannelée et l'on remontera doucement le long de ce bord jusqu'à ce qu'on soit arrêté par un obstacle osseux : *le bord inférieur de l'apophyse transverse*.

La sonde sera alors arrivée à *l'angle osseux repère* dont nous avons parlé plus haut.

2e temps. — Le bec de l'instrument maintenu appliqué dans cet angle, on fera exécuter au manche de la sonde un mouvement de rotation de 90°, dans un plan toujours parallèle à la paroi thoracique.

Dans cette nouvelle position, le manche de la sonde cannelée coupera perpendiculairement la crête des apophyses épineuses (Voir fig. 5, les positions 2, 2').

3e temps. — Après s'être bien assuré que le bec de la sonde butte toujours dans *l'angle osseux repère*, on amorcera le 3° temps *sans aller complètement à fond*. Ce mouvement consiste à relever le manche de la sonde en l'écartant progressivement du plan thoracique, de façon à engager le bec de l'instrument dans le trou de conjugaison.

A la sonde cannelée sera alors substituée une sonde ronde pleine

(1) On peut également opérer du côté droit, mais on est moins à son aise pour effectuer les diverses manœuvres nécessaires.

(dit mandrin) à extrémité coudée, à |bout mousse, et d'un calibre exactement semblable à celui de la sonde-trocart. Cet instrument plein et, par suite plus rigide qu'une sonde creuse, servira à prépa-

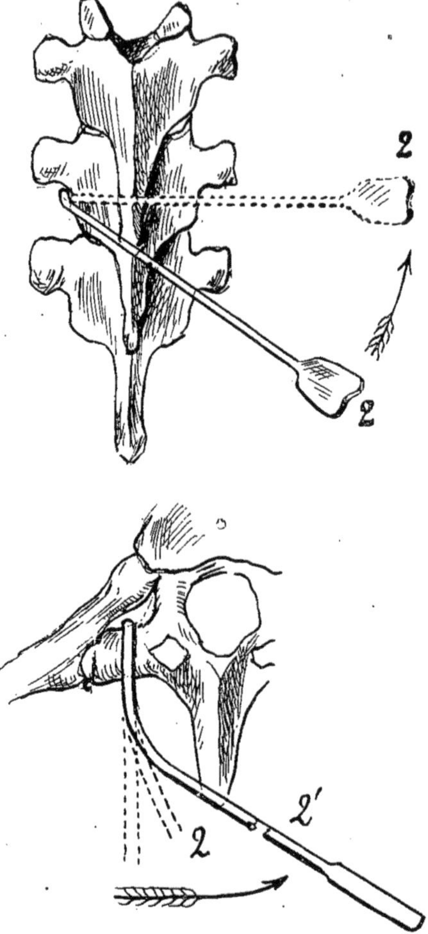

Fig. 5.— 2ᵉ temps; faire exécuter au manche de la sonde un mouvement de rotation de 90° en haut et en dedans, de façon que la concavité de la sonde se trouve disposée de façon à pouvoir contourner horizontalement l'articulation vertébro-vertébrale correspondante.

rer le passage de la sonde-trocart à travers le trou de conjugaison et devant la moelle.

Après avoir exécuté avec cet instrument le 1ᵉʳ et le 2ᵉ temps, exactement de la même façon qu'avec la sonde cannelée, on entreprendra le 3ᵉ temps et cette fois, *on l'exécutera à fond* (fig. 5, et 6 positions 3 et 3').

Si l'instrument pénètre dans le trou de conjugaison et dans le canal rachidien, la direction du manche de l'instrument, à la fin de la course, doit *avoir dépassé la verticale* et *faire un angle obtus*, ouvert en haut et en dedans, avec le plan thoracique.

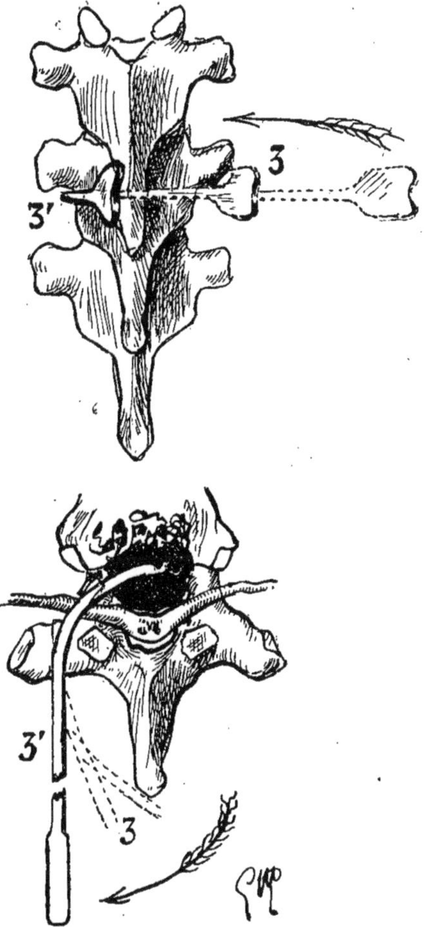

Fig. 6. — 3ᵉ temps ; enfoncer en ramenant le manche qui était parallèle au plan du corps dans un plan perpendiculaire à lui. De cette façon le bec pénètre et contourne l'articulation vertèbro-vertébrale.

Le passage de la sonde-trocart est fait et on n'aura plus qu'à introduire celle-ci en se conformant aux mêmes temps précédents.

Le mandrin sera enlevé et si l'écoulement ne se produit pas de lui-même, on procédera à l'aspiration à l'aide de la seringue en verre du type Luer.

Résultats.

Cette ponction a été pratiquée sur le vivant trois fois. Il est trop tôt pour publier les observations. Disons seulement que ces interventions, pratiquées sous anesthésie locale, ont été facilement supportées et qu'aucun accident n'est survenu ni pendant, ni après la ponction.

Poitiers. — Imp. G. ROY, 7, rue Victor-Hugo.